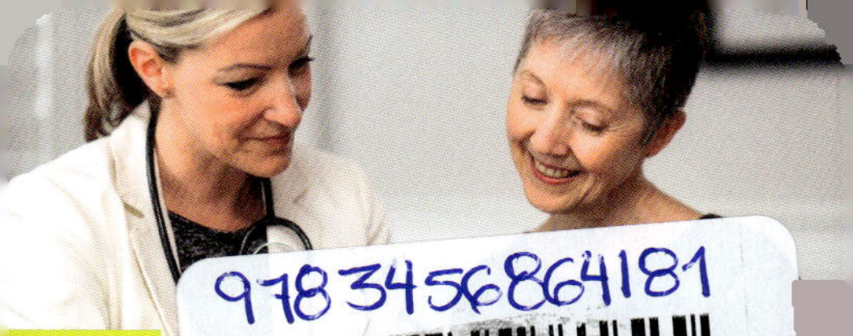

Alexandra Widmer

77 Impulse für das Arzt-Patienten-Gespräch mit DiGA

Digitale Gesundheitsanwendungen (DiGA) einfach und sicher integrieren

hogrefe

Dr. med. Alexandra Widmer
E-Mail: dr.a.widmer@docsdigital.de
Webseite: www.docsdigital.de

Hogrefe AG
Lektorat Medizin
Länggass-Strasse 76
3012 Bern
Schweiz
Tel. +41 31 300 45 00
info@hogrefe.ch
www.hogrefe.ch

Lektorat: Susanne Ristea
Herstellung und Satz: René Tschirren
Druck und buchbinderische Verarbeitung: AZ Druck und Datentechnik, Kempten
Printed in Germany
Auf säurefreiem Papier gedruckt

1. Auflage 2026

ISBN 978-3-456-86418-1
https://doi.org/10.1024/86418-000

Inhalt

Einführung

Teil 1: Grundlagen für Ärztinnen und Ärzte

Zur Autorin

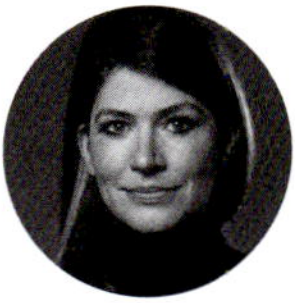

Dr. Alexandra Widmer ist seit 2003 approbierte Ärztin, Fachärztin für Neurologie und ärztliche Psychotherapeutin. Seit 2017 beschäftigt sie sich intensiv mit der Entwicklung und Anwendung digitaler Gesundheitsanwendungen und setzt diese auch in der ambulanten Versorgung ein. Ihr besonderer Schwerpunkt liegt auf der Frage, wie sich digitale Lösungen wirksam und alltagstauglich in die ärztliche Kommunikation integrieren lassen. Mit diesem Kartenset möchte sie Kolleginnen und Kollegen Einblicke aus der klinischen Praxis geben, Impulse für den Einsatz im Alltag bieten und zur Weiterentwicklung sowie Forschung anregen.

Inhaltsverzeichnis (Fortsetzung)

Zum Abschluss

Dieser Kartenfächer möchte Sie ermutigen, digitale Gesundheitsanwendungen als festen Bestandteil ärztlicher Arbeit und als möglichen Therapiebaustein in einem sich wandelnden klinischen Alltag zu betrachten. Wenn er Sie dabei inspiriert, ein Gespräch anders zu führen, eine Anwendung gezielter zu empfehlen oder Ihre Rolle in diesem Bereich klarer zu sehen, hat er sein Ziel erreicht. Manchmal genügt ein einzelner Gedanke, um im richtigen Moment den entscheidenden Unterschied zu machen. Vielen Dank für Ihr Interesse und alles Gute für Ihre Arbeit in der Praxis, in der Klinik, analog oder digital. Damit Ihre Patientinnen und Patienten die bestmögliche Unterstützung bekommen, heute und in Zukunft.

Inhaltsverzeichnis (Fortsetzung)

Teil 3: Checklisten für ärztliche Einschätzung und Patientengespräch

Teil 4: DiGA im Gespräch vorstellen

77 Wie ärztliche Gespräche die Nutzung von DiGA mitprägen

Digitale Gesundheitsanwendungen gehören inzwischen zur Versorgungspraxis. Für viele Indikationen liegen wissenschaftliche Studien vor, sie sind im DiGA-Verzeichnis des BfArM gelistet und erfüllen definierte Anforderungen. Dennoch gibt es weiterhin Diskussionen über Studienqualität, Praxisrelevanz und nachhaltige Wirkung. Dieser Austausch ist Teil eines professionellen Entwicklungsprozesses, bei dem sich wissenschaftliche Evidenz und klinische Erfahrung ergänzen.

Bisher ist wenig untersucht, welchen Einfluss die ärztliche Kommunikation auf die Nutzung digitaler Anwendungen hat. Erste Erfahrungen zeigen, dass gerade das Gespräch zwischen Ärztin oder Arzt und Patientin oder Patient entscheidend prägen kann, wie DiGA im Alltag eingesetzt werden und damit auch ihre Wirksamkeit.

Dieser Fächer möchte klinische Beobachtungen sichtbarer machen und dazu anregen, eigene Erfahrungen zu reflektieren. Er versteht sich als Impuls für Forschung und Praxis, die ärztliche Perspektive stärker einzubeziehen und weiterzuentwickeln.

Inhaltsverzeichnis (Fortsetzung)

Teil 8: Ausblick und Einordnung

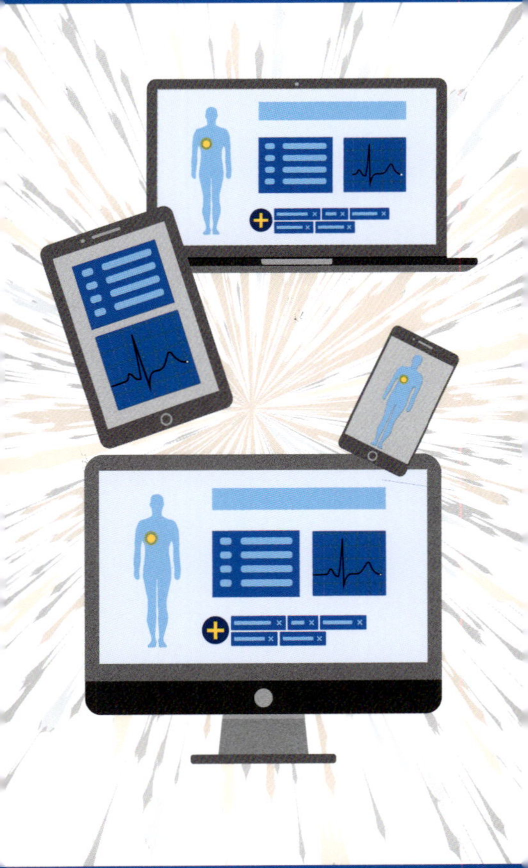

Inhaltsverzeichnis (Fortsetzung)

DIGA im Entlassmanagement

Auch nach einem stationären Aufenthalt können digitale Gesundheitsanwendungen eine wichtige Unterstützung sein. Je nach Situation helfen sie zum Beispiel, Rückfälle zu vermeiden oder im Alltag besser mit Beschwerden umzugehen.

Wenn in der Klinik eine DiGA empfohlen oder im Entlassbrief dokumentiert wurde, sollte sie im Entlassmanagement berücksichtigt werden.

Wir empfehlen Ihnen, die digitale Gesundheitsanwendung XY auch nach Ihrem Klinikaufenthalt weiter zu nutzen. Sie ist im Arztbrief dokumentiert. Sprechen Sie das Thema gern bei Ihrer Hausärztin oder Ihrem Facharzt an, damit Ihre Behandlung gut weitergeführt wird.

Einführung

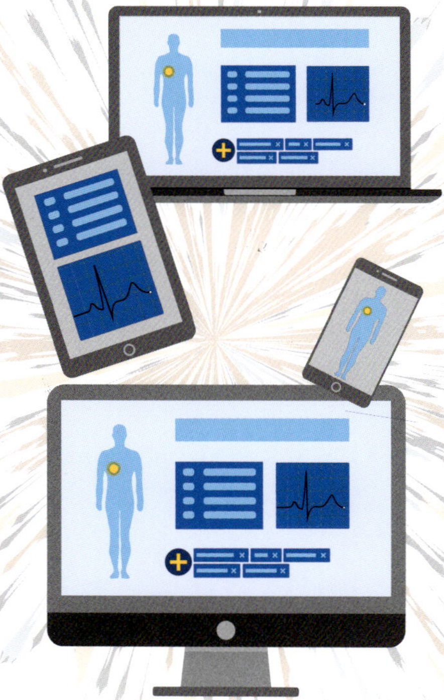

75 DiGA während eines Klinikaufenthalts berücksichtigen

Wird eine digitale Gesundheitsanwendung bereits vor dem stationären Aufenthalt genutzt, kann es sinnvoll sein, sie auch während der Klinikzeit fortzusetzen. Voraussetzung ist, dass die medizinische Indikation weiterhin besteht, das Therapieziel unterstützt wird und das Behandlungsteam informiert ist.

Bei der Aufnahme sollte daher nicht nur nach der aktuellen Medikation gefragt werden, sondern auch danach, ob bereits eine DiGA genutzt wird. So kann gemeinsam entschieden werden, ob eine Fortführung im Klinikalltag möglich und hilfreich ist.

Gerade bei chronischen oder psychischen Beschwerden kann die kontinuierliche Nutzung helfen, begonnene Routinen aufrechtzuerhalten und Fortschritte zu sichern.

Wenn Sie in der Klinik aufgenommen werden, erwähnen Sie gern, dass Sie bereits die digitalen Gesundheitsanwendung XY nutzen. Es kann sinnvoll sein, diese auch dort weiterzuführen. Sprechen Sie das ruhig an. So kann gemeinsam entschieden werden, ob die weitere Nutzung während des Aufenthalts für Sie sinnvoll ist.

1 Wie Sie diesen Kartenfächer nutzen können

Dieser Kartenfächer möchte Sie im ärztlichen Alltag unterstützen. Unkompliziert, praxisnah und jederzeit griffbereit. Welche Hinweise für Sie hilfreich sind, hängt von Ihrem Fachgebiet, Ihrem Gesprächsstil und den Patientinnen und Patienten ab, die Sie begleiten. Sie können einzelne Impulse gezielt nutzen, zum Beispiel zur Vorbereitung auf ein Gespräch oder für den Umgang mit bestimmten Rückmeldungen. Manche Themen greifen ähnliche Aspekte auf, um unterschiedliche Situationen besser abzubilden. Da der Fächer meist nicht durchgelesen, sondern punktuell genutzt wird, sind solche Wiederholungen bewusst gesetzt. Wenn Sie Anregungen aufgreifen möchten, dann so, wie es zu Ihrer Arbeitsweise passt. Vielleicht verändert ein kurzer Gedanke den Verlauf eines Gesprächs oder hilft, eine digitale Anwendung gezielter einzusetzen. Eine kompakte Checkliste hilft dabei einzuschätzen, ob eine DiGA zur aktuellen Situation des Patienten passt. Viel Erfolg für Ihre Arbeit, wo immer Sie ärztlich tätig sind.

74 DiGA in der prästationären Phase

Gelegentlich liegt zwischen dem ärztlichen Vorgespräch und einer geplanten stationären Aufnahme noch etwas Zeit. Digitale Gesundheitsanwendungen können in dieser Phase unterstützen, erste Schritte zu gehen. Strukturierte Inhalte, alltagsnahe Impulse und einfache Übungen helfen, sich aktiv mit dem eigenen Befinden auseinanderzusetzen und sich auf die kommende Behandlung vorzubereiten.

Erfahrungen aus der Klinik zeigen, dass eine vorbereitende Auseinandersetzung mit der DiGA vor der stationären Aufnahme zur Stabilisierung beitragen kann. Die Behandlung beginnt nicht erst mit der Klinikaufnahme, sondern ist bereits jetzt möglich. Nutzen Sie die Zeit bis dahin für sich. Die DiGA kann Ihnen helfen, ein bisschen mehr Sicherheit im Umgang mit Ihren Beschwerden zu bekommen.

2 Warum ich diesen Fächer geschrieben habe

Digitale Gesundheitsanwendungen begleiten mich seit vielen Jahren. In der Entwicklung, im Versorgungsalltag und in der direkten Arbeit mit Patientinnen und Patienten. Ich habe DiGA als ergänzenden Bestandteil in verschiedenen Behandlungsmodellen genutzt, gemeinsam mit Betroffenen in den Alltag integriert und dabei auch gesehen, unter welchen Bedingungen die Patienten tatsächlich von der Anwendung profitieren und an welchen Stellen es nicht so gut klappt. Diese Erfahrungen haben den Impuls für diesen Fächer gegeben.

Ich bin überzeugt, dass wir Ärztinnen und Ärzte eine tragende Rolle bei der Integration digitaler Unterstützung übernehmen. Nicht als Technikvermittler, sondern als medizinisch Verantwortliche, die einordnen, begleiten und fachlich beraten. DiGA verändern nicht, was wir tun, aber sie verändern, wie wir es tun. Sie eröffnen neue Möglichkeiten in der Begleitung, wenn wir sie medizinisch einordnen und gezielt ins Gespräch bringen. Genau dabei möchte dieser Fächer unterstützen.

73 Wie DiGA helfen, wenn keine Behandlung möglich ist

Digitale Gesundheitsanwendungen kommen manchmal zum Einsatz, wenn gerade keine andere Behandlung möglich ist. Das gilt etwa, wenn ein stationärer Platz noch nicht frei ist, wenn ambulante Angebote zu weit entfernt sind oder wenn zwischen zwei Behandlungen längere Pausen entstehen. In solchen Situationen können DiGA eine wertvolle Unterstützung bieten.

Wichtig ist, wie darüber gesprochen wird. Manche Formulierungen, zum Beispiel wenn von einer Versorgungslücke oder einer Übergangslösung die Rede ist, können bei Patientinnen und Patienten den Eindruck erwecken, es handele sich nur um eine vorübergehende Maßnahme. Das kann die Wahrnehmung ihrer Wirksamkeit und Bedeutung mindern. Eine DiGA ist jedoch kein bloßes Zwischenangebot. Sie kann als fester Baustein der Behandlung helfen, Beschwerden zu lindern, Belastungen zu verringern und den Umgang mit der Erkrankung zu verbessern.

3 Was Sie in 60 Sekunden über DiGA wissen sollten

Digitale Gesundheitsanwendungen, kurz DiGA, sind medizinische Apps, die vom Bundesinstitut für Arzneimittel und Medizinprodukte geprüft und in das offizielle Verzeichnis aufgenommen wurden. Sie können ärztlich oder psychotherapeutisch verordnet und als Therapiebaustein in ein gesamtes Behandlungskonzept integriert werden, wenn ein nachgewiesener Versorgungseffekt vorliegt. Dieser kann in Form eines medizinischen Nutzens oder einer strukturellen Unterstützung bestehen. Die Wirkung entsteht durch die regelmäßige Anwendung im Alltag, etwa durch Übungen, Selbstbeobachtung oder das Etablieren neuer Routinen. Alle gelisteten Anwendungen erfüllen hohe Anforderungen an Datenschutz und Informationssicherheit. Die Kosten werden bei entsprechender Diagnose von den gesetzlichen Krankenkassen übernommen. Bei privat Versicherten empfiehlt sich eine Rücksprache mit der jeweiligen Krankenkasse. Eine Übersicht aller zugelassenen Anwendungen bietet das Verzeichnis unter www.diga.bfarm.de.

Teil 7: DiGA in verschiedenen Behandlungsphasen nutzen

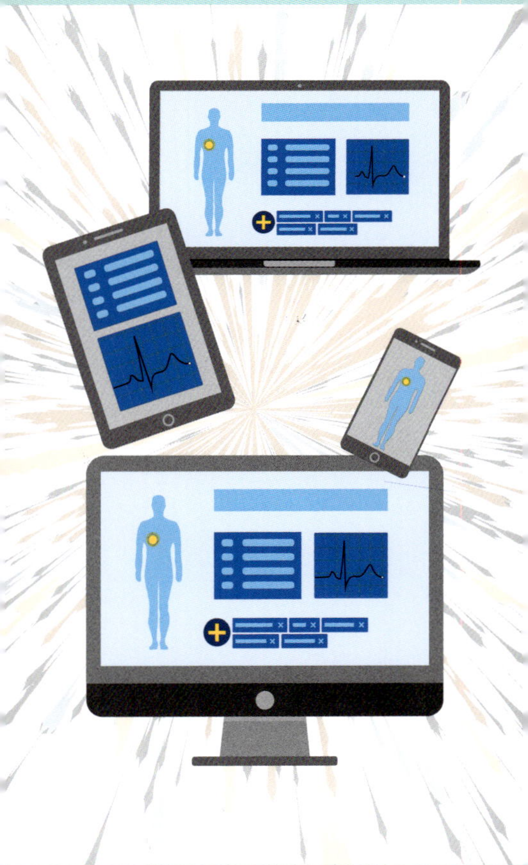

4 Erfahrungen mit DiGA auswerten und nutzen

Vielleicht haben Sie bereits digitale Gesundheitsanwendungen in der Behandlung mit unterschiedlichen Ergebnissen eingesetzt. Einige lassen sich gut integrieren und bringen spürbaren Nutzen. Andere bleiben im Alltag ungenutzt oder führen nicht zum gewünschten Effekt. Solche Rückmeldungen gehören zum ärztlichen Alltag. Sie helfen einzuschätzen, wo DiGA unterstützen und wo ihre Grenzen liegen. Dieser Kartenfächer greift solche Erfahrungen auf und ermutigt dazu, den Einsatz digitaler Anwendungen bewusst weiterzuentwickeln. Oft sind es kleine Anpassungen im Vorgehen, die den Unterschied machen. Das kann eine bessere Einordnung sein, eine gezieltere Empfehlung oder ein besserer Abgleich mit der aktuellen Situation des Patienten. Dort, wo DiGA medizinisch sinnvoll eingebunden sind, sind sie Teil eines wirksamen Behandlungskonzepts.

72 Zeitplan für zwei Follow-up-Kontakte

Bei einigen Anbietern können direkt nach der Verordnung bestimmte Inhalte genutzt werden. In der Regel ist es jedoch so, dass man zunächst auf den Freischaltcode der Krankenkasse warten muss, bevor alle Funktionen verfügbar sind. Der folgende Zeitplan hilft, den Ablauf im Blick zu behalten und zwei geeignete Zeitpunkte für eine ärztliche Begleitung festzulegen.

Zeitpunkt	Ereignis
Woche 0	Verordnung der DiGA oder möglicherweise bereits Beginn mit ausgewählten Inhalten
Woche 1 bis 2	Sobald der Zugangscode der Krankenkasse vorliegt, löst der Patient den Code ein und startet mit der DiGA
Woche 4 bis 6 nach Verordnung	Erstes Follow-up: Erste Erfahrungen aufnehmen, mögliche Hürden besprechen und weitere Nutzung abstimmen
Woche 9 bis 11 nach Verordnung)	Zweites Follow-up: Verlauf einschätzen, Entscheidung zur Weiterverordnung treffen und gegebenenfalls weitere Diagnostik oder Therapieanpassung besprechen

5 DiGA auch bei begrenzter Zeit gezielt ansprechen

Digitale Gesundheitsanwendungen sind inzwischen Teil der medizinischen Versorgung. Ihre Einbindung in das ärztliche Gespräch eröffnet neue Möglichkeiten der Begleitung. Auch wenn es anfänglich ein zusätzlicher Schritt sein mag, lässt sich mit etwas Erfahrung schnell eine gute Routine entwickeln. Oft reichen wenige Minuten, um die Anwendung verständlich einzuordnen und gemeinsam mit dem Patienten zu besprechen. Entscheidend ist nicht die Dauer des Gesprächs, sondern wie nachvollziehbar und verständlich DiGA angesprochen werden. Eine präzise Erläuterung hilft, schnell auf den Punkt zu kommen. Wer eine gute Einordnung parat hat, kann DiGA auch unter Zeitdruck wirksam ansprechen. Dieser Kartenfächer bietet dafür konkrete Gesprächsimpulse. Auch die WID-Checkliste (siehe Kapitel 35) unterstützt bei der schnellen Einschätzung. So wird die Integration digitaler Anwendungen zunehmend zu einem selbstverständlichen Teil der ärztlichen Kommunikation.

71 Zwei begleitende Termine bei komplexeren Fällen

Bei komplexen medizinischen Situationen wie chronischen Erkrankungen, psychischen Störungen oder Multimorbidität kann es sinnvoll sein, zwei begleitende Termine zur digitalen Gesundheitsanwendung einzuplanen. Der erste Termin, etwa in der vierten bis sechsten Woche nach der Verordnung, dient dazu, erste Erfahrungen auszuwerten, offene Fragen zu klären und die weitere Nutzung gemeinsam abzustimmen.

Der zweite Termin, in der neunten bis elften Woche, bietet die Gelegenheit, den bisherigen Verlauf einzuordnen und über eine mögliche Weiterverordnung zu entscheiden. Dabei können auch Hinweise für weitere Diagnostik, Therapieanpassungen oder Änderungen der Medikation besprochen werden. Beide Termine lassen sich häufig mit anderen ärztlichen Kontakten oder Untersuchungen kombinieren. So entsteht kein zusätzlicher Aufwand, sondern eine integrierte Begleitung im Behandlungsverlauf.

6 Ärztliche Rolle im digitalen Wandel mitgestalten

Digitale Gesundheitsanwendungen bringen zusätzliche Bausteine in die medizinische Versorgung, die sich sinnvoll in bestehende Therapiekonzepte integrieren lassen. Sie ergänzen die Therapie, indem sie zwischen den Terminen Impulse geben und Patienten dabei unterstützen, sich aktiver mit ihrer Gesundheit auseinanderzusetzen. Für eine wirksame Integration bleibt die ärztliche Einschätzung entscheidend. Wer prüft, begleitet und medizinisch einordnet, übernimmt Verantwortung für die Qualität der Versorgung. DiGA entfalten ihre Wirkung durch regelmäßige Anwendung. Noch sammeln viele Kolleginnen und Kollegen erste Erfahrungen damit. Umso wichtiger ist es, dass wir als Ärztinnen und Ärzte diesen Prozess mitgestalten. Mit medizinischem Blick, praktischer Erfahrung und einer Kommunikation, die verständlich ist und Vertrauen schafft. So entsteht schrittweise eine neue ärztliche Routine orientiert an dem, was im Alltag gut funktioniert und den Patienten wirklich weiterhilft.

70 Zeitplan für einen Follow-up-Kontakt

Je nach Anbieter können digitale Gesundheitsanwendungen unterschiedlich starten. Manche ermöglichen einen sofortigen Einstieg über ausgewählte Inhalte, die direkt nach der Verordnung zugänglich sind. Dieses Angebot dient als Überbrückung bis der Zugangscode der Krankenkasse vorliegt und alle Inhalte freigeschaltet werden. In anderen Fällen beginnt die Nutzung erst, wenn der Zugangscode vorliegt. Der Zeitplan hilft, den Verlauf im Blick zu behalten und den passenden Zeitpunkt für ein Follow-up festzulegen.

Zeitpunkt	**Ereignis**
Woche 0	Verordnung der DiGA oder möglicherweise bereits Beginn mit ausgewählten Inhalten
Woche 1 bis 2	Sobald der Zugangscode der Krankenkasse vorliegt, löst der Patient den Code ein und startet mit der DiGA
Woche 9 bis 11 nach Verordnung	Follow-up: Erfahrungen besprechen, Wirkung einordnen und Entscheidung zur Weiterverordnung treffen

Teil 1: Grundlagen für Ärztinnen und Ärzte

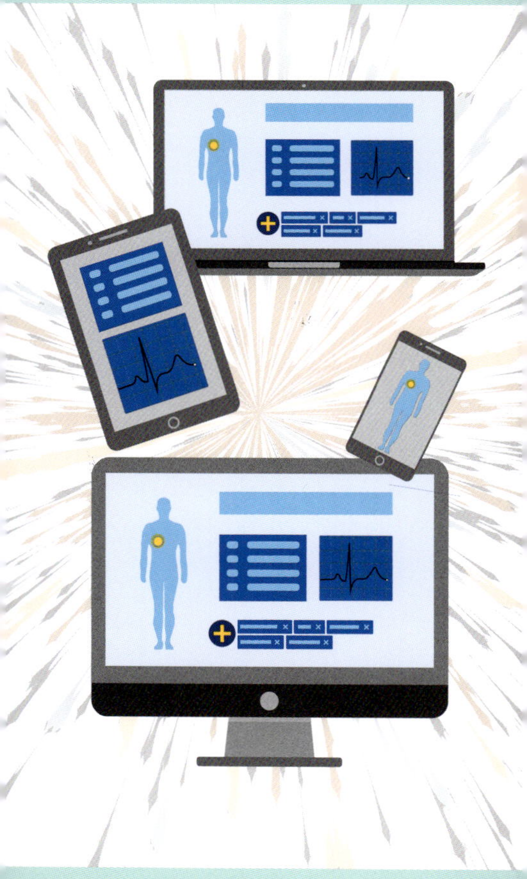

69 Wann das Follow-up zur DiGA stattfinden sollte

Digitale Gesundheitsanwendungen werden in der Regel zunächst für 90 Tage verordnet. In diesem Zeitraum zeigt sich, ob die Anwendung in die aktuelle Therapie integriert werden kann. Ein geeigneter Zeitpunkt für ein ärztliches Follow-up liegt meist zwischen der neunten und elften Woche nach Verordnung, was in vielen Fällen der achten bis zehnten Woche nach dem Start entspricht. Das Gespräch lässt sich bereits bei der Verordnung ankündigen und im weiteren Verlauf fest einplanen. Es bietet die Gelegenheit, die bisherigen Erfahrungen der Patientin oder des Patienten mit der DiGA gemeinsam zu besprechen und offene Fragen zu klären. Außerdem können Sie so über eine mögliche Weiterverordnung oder andere nächste Schritte entscheiden. Ohne ein solches Follow-up besteht die Gefahr, dass eine Anwendung zwar verordnet, aber nicht optimal genutzt wird oder dass wertvolle Fortschritte unbemerkt bleiben.

Aus der klinischen Erfahrung zeigt sich, dass ein angekündigter Folgetermin dazu beitragen kann, die Anwendung regelmäßiger zu nutzen und dranzubleiben.

7 Was ist eine DiGA?

Digitale Gesundheitsanwendungen sind zugelassene Medizinprodukte. Sie unterstützen bei der Behandlung konkreter Erkrankungen und ergänzen ärztliche oder psychotherapeutische Maßnahmen. Sie helfen, empfohlene Schritte im Alltag umzusetzen. DiGA fördern Eigenaktivität, begleiten Übungen, dokumentieren Symptome und geben Rückmeldungen zum Verlauf. Ihre Wirkung beruht auf regelmäßiger Anwendung. Im Unterschied zu frei verfügbaren Gesundheits-Apps gelten für DiGA verbindliche Anforderungen an Datenschutz, Sicherheit und Wirksamkeit. Die Zulassung erfolgt durch das Bundesinstitut für Arzneimittel und Medizinprodukte. Eine DiGA darf nur verordnet werden, wenn sie im offiziellen Verzeichnis gelistet ist und nachgewiesen wurde, dass sie die Versorgung verbessert, zum Beispiel durch Symptomlinderung oder bessere Krankheitsbewältigung.

Einen Überblick über alle zugelassenen DiGA mit Angaben zu Indikation, Versorgungseffekt und Nutzungsdetails bietet das Verzeichnis des BfArM (www.diga.bfarm.de).

Diese DiGA XY kann Sie gezielt im Alltag unterstützen und ist Bestandteil unserer gemeinsamen Behandlung.

68 Wann ein Wechsel der DiGA sinnvoll ist

Nicht alle Patientinnen und Patienten sprechen gleichermaßen gut auf eine bestimmte digitale Gesundheitsanwendung oder Methodik an. Manche bevorzugen klar strukturierte Übungen und feste Abläufe, andere profitieren stärker von interaktiven Inhalten oder einer besonders empathischen Ansprache.

Ob die Ansprache und die Methode zur jeweiligen Person passen, zeigt sich häufig erst in der Anwendung. Wenn im Verlauf Schwierigkeiten auftreten und die Patientin oder der Patient dies anspricht, kann ein Wechsel sinnvoll sein. Das setzt allerdings voraus, dass mehrere DiGA für dieselbe Indikation zur Verfügung stehen.

Das BfArM-Verzeichnis bietet erste Hinweise zu Verfahren, Zielen und Anwendungsfeldern. Unterschiede in sprachlicher Gestaltung, Nutzerführung oder methodischer Umsetzung werden dort jedoch nur begrenzt beschrieben.

Hier können der kollegiale Austausch oder eigene Eindrücke helfen. Viele Anbieter ermöglichen einen kostenlosen Testzugang, sodass man sich selbst ein Bild machen kann. So lässt sich leichter eine Empfehlung finden, die zur Patientin oder zum Patienten passt.

8 Mehr als eine App im Store

Eine DiGA ist nicht einfach irgendeine App. Damit sie zugelassen wird, muss sie gewährleisten, dass sie sicher funktioniert und mit sensiblen Daten verantwortungsvoll umgeht. Man kann sich das vorstellen wie bei einem Behandlungsraum. Es reicht nicht, dass er einmal sauber und gut ausgestattet ist. Er muss regelmäßig geprüft, dokumentiert und verantwortungsvoll betrieben werden. Genau das passiert bei einer DiGA im Hintergrund.

Dafür gibt es festgelegte Prüfkriterien, zum Beispiel für Sicherheit, Datenschutz, Qualität und technische Abläufe. Das nennt man Zertifizierung nach ISO-Normen. Viele Geräte in der medizinischen Praxis unterliegen vergleichbaren Vorgaben. Die Hersteller müssen ihre Verfahren nicht nur einmal überprüfen lassen, sondern fortlaufend nachweisen, dass das Produkt den Qualitätskriterien entspricht.

Für Patienten ist das kaum sichtbar. Für uns als Ärztinnen und Ärzte ist es ein wichtiger Hinweis, dass diese Anwendungen auf geprüften Standards basieren und sicher in den Behandlungsalltag eingebunden werden können.

67 Wann eine DIGA weiterverordnet werden kann

Die Entscheidung für eine erneute Verordnung einer digitalen Gesundheitsanwendung sollte sich an der bisherigen Entwicklung im Behandlungsverlauf orientieren. Dabei sind zwei Fragen besonders wichtig: Hat sich eine Veränderung gezeigt, die in Richtung des vereinbarten Therapieziels weist? Und wurde die Anwendung von der Patientin oder dem Patienten als hilfreich erlebt?

Eine nachweisbare Verbesserung kann sich zum Beispiel durch klinische Scores, ärztliche Beobachtungen im Verlauf oder durch konkrete Veränderungen im Alltag zeigen. Auch die subjektive Einschätzung der Patientin oder des Patienten spielt eine Rolle. Besonders dann, wenn die DiGA regelmäßig genutzt wurde. In solchen Fällen lässt sich eine Weiterverordnung medizinisch gut begründen.

Was würden Sie sagen, hat sich durch die bisherige Nutzung der digitalen Anwendung etwas verändert? Gibt es etwas, das Ihnen im Alltag leichter fällt, bewusster geworden ist oder Ihnen hilft, besser mit Ihrer Situation umzugehen?

9 Was hinter einer App auf Rezept wirklich steckt

Viele Patienten halten eine DiGA zunächst für eine gewöhnliche App. Auch der Begriff „App auf Rezept“ kann diesen Eindruck verstärken. Ein kurzer Hinweis im Gespräch hilft, diesen Missverständnissen vorzubeugen. DiGA können entweder als App über den Store oder über einen Webzugang genutzt werden, je nach Ausgestaltung durch den Hersteller. Denn digitale Gesundheitsanwendungen sind keine Lifestyle-Produkte, sondern medizinisch geprüfte Anwendungen mit nachgewiesenem Nutzen. Sie sind Teil eines ärztlich begleiteten Behandlungskonzepts und werden bei bestimmten Indikationen gezielt eingesetzt.

Ein möglicher Vergleich:

Es gibt frei verkäufliche Medikamente und solche, die rezeptpflichtig sind. Mit digitalen Anwendungen und Apps ist es ganz ähnlich.

66 Tägliche Nutzung realistisch einordnen

Einige digitale Gesundheitsanwendungen sind für die tägliche Nutzung vorgesehen, andere für ein- bis mehrmals pro Woche. In der ärztlichen Praxis zeigt sich, dass eine regelmäßige Nutzung hilfreich sein kann, aber nicht für alle Patientinnen und Patienten gleichermaßen machbar ist. Gerade bei psychischen oder chronischen Erkrankungen kann die wiederholte Auseinandersetzung mit Symptomen überfordern. Diese Belastung wird selten offen benannt, zeigt sich aber oft im Verlauf, in dem der Patient die DiGA weniger oder nicht mehr nutzt. Ein Abbruch bedeutet nicht automatisch Desinteresse, sondern kann Ausdruck von Überforderung sein. Deshalb ist es sinnvoll, gemeinsam zu klären, wie die Anwendung realistisch in den Alltag passt.

- Könnte es sein, dass Sie nicht weitergemacht haben, weil es unangenehm ist, sich immer wieder mit der Diagnose und den Symptomen auseinanderzusetzen? Wie wäre es für Sie angenehmer?
- Manchmal ist es besser, in kleinerem Umfang dranzubleiben, auch wenn es von der DiGA anders vorgeschlagen ist. Es geht darum, was für Sie machbar ist und trotzdem in Ihrer Situation hilft.

10 Was eine DiGA leisten muss, um verordnet zu werden

Wie bereits vorgestellt, muss eine digitale Gesundheitsanwendung einen sogenannten Versorgungseffekt nachweisen, um in das offizielle Verzeichnis des Bundesinstituts für Arzneimittel und Medizinprodukte aufgenommen zu werden. Dieser kann entweder in einer *medizinisch relevanten Wirkung* bestehen oder in einer nachgewiesenen *Verbesserung von Abläufen rund um die Behandlung.* Es genügt, wenn einer dieser beiden Effekte belegt ist. Die zugrunde liegende Evidenz muss wissenschaftlich abgesichert sein und wird für jede Anwendung im DiGA-Verzeichnis transparent ausgewiesen.

Für die ärztliche Praxis ist es hilfreich, diese Differenzierung zu kennen. Der Versorgungseffekt gibt Hinweise darauf, in welchem Bereich eine digitale Anwendung besonders wirksam ist und wie sie gezielt eingesetzt werden kann. Die folgenden beiden Karten zeigen, was unter *medizinischem Nutzen* und unter *Struktur- und Verfahrensverbesserung* zu verstehen ist und welche Bedeutung diese Effekte für die ärztliche Entscheidung haben können.

65 Wenn die DiGA nicht den gewünschten Effekt zeigt

Auch wenn eine digitale Gesundheitsanwendung sorgfältig ausgewählt wurde und vorab ein gutes Gespräch stattgefunden hat, kann es vorkommen, dass sie nicht den erhofften Nutzen bringt. Das heißt nicht automatisch, dass die Entscheidung falsch war. Manche Patientinnen und Patienten bemerken Veränderungen erst nach längerer Zeit, bei anderen bleibt die Wirkung aus oder verliert im Verlauf an Bedeutung für die Behandlung.

Manchmal liegen die Gründe auch außerhalb der Anwendung selbst. Technische Probleme, Veränderungen im persönlichen Umfeld oder Schwierigkeiten, die DiGA fest in den Alltag einzubauen, können die Nutzung beeinflussen. Das gilt selbst dann, wenn die Motivation zu Beginn vorhanden war.

Manchmal ist ein gemeinsam vereinbarter Abschluss sinnvoll, manchmal eine Fortführung oder ein erneuter Start.

Vielen Dank, dass Sie sich mit der DiGA beschäftigt haben. Manchmal zeigt sich erst mit der Zeit, dass eine Anwendung nicht zur aktuellen Situation passt. Das ist kein Scheitern, sondern eine Erfahrung, wie wir sie auch bei Medikamenten oder anderen Behandlungsformen machen. Wichtig ist, dass wir nun gemeinsam überlegen, was Ihnen jetzt am besten weiterhilft.

11 Medizinischer Nutzen als Versorgungseffekt

Viele digitale Gesundheitsanwendungen weisen eine medizinisch nachgewiesene Wirkung auf. Sie lindern Symptome, verbessern bestimmte Funktionen oder tragen dazu bei, den Verlauf einer Erkrankung messbar zu verändern. Dieser Effekt muss in klinischen Studien belegt und durch das BfArM geprüft worden sein. Nur dann wird die DiGA im offiziellen Verzeichnis mit dem Versorgungseffekt „medizinischer Nutzen" gelistet. Für die ärztliche Praxis ist das eine hilfreiche Information. Eine solche DiGA kann gezielt dort eingesetzt werden, wo eine medizinische Wirkung erforderlich oder sinnvoll ist. Der Nutzen ist wissenschaftlich belegt und liefert eine fundierte Grundlage für Ihre Therapieentscheidung. Das Verzeichnis nennt jeweils, für welche Indikation dieser Effekt geprüft wurde. Diese Information lässt sich im Gespräch mit Patientinnen und Patienten gut nutzen.

Diese App ist geprüft und kann helfen, Ihre Beschwerden gezielt zu lindern und die Behandlung wirksam zu unterstützen.

64 Wenn sich noch keine Veränderungen zeigen

Viele Patientinnen und Patienten können selbst nur schwer sagen, ob sich durch die Nutzung der DiGA etwas verändert hat. Das bedeutet jedoch nicht, dass sich nichts tut. In der Praxis zeigt sich oft, dass erste Fortschritte klein sind und im Alltag unauffällig bleiben. Zum Beispiel gelingt es, ruhiger zu bleiben oder Beschwerden früher zu bemerken.

Gerade bei psychischen oder chronischen Erkrankungen entwickeln sich Veränderungen langsam. Eine gezielte Nachfrage kann helfen, solche Entwicklungen sichtbar zu machen. Manche berichten erst dann, dass sie einen schwierigen Moment besser bewältigt oder sich rechtzeitig Hilfe geholt haben.

Gibt es etwas, das Sie im Alltag inzwischen anders machen oder anders wahrnehmen? Auch kleine Veränderungen können langfristig eine wichtige Rolle für die Gesundheit spielen.

12 Struktur- und Verfahrensverbesserung als Versorgungseffekt

Einige DiGA sind so angelegt, dass sie nicht primär auf eine direkte medizinische Wirkung abzielen, sondern Abläufe in der Versorgung gezielt unterstützen. Sie fördern regelmäßige Übungen, erleichtern das Selbstmonitoring und helfen dabei, den Alltag zwischen Terminen zu strukturieren. Solche Effekte werden als „Struktur- und Verfahrensverbesserung" bezeichnet. Sie müssen wissenschaftlich belegt und vom BfArM anerkannt sein.

Gerade bei chronischen Erkrankungen, in Übergangsphasen (wie vor oder nach einem stationären Aufenthalt) oder bei einer Anpassung der Therapie kann diese Form der Unterstützung für Patientinnen und Patienten spürbar sein. Digitale Anwendungen können in diesen Situationen helfen, ärztliche Empfehlungen besser umzusetzen und die Behandlung im Alltag zu verankern. Das DiGA-Verzeichnis gibt Auskunft darüber, bei welchen Anwendungen dieser Versorgungseffekt vorliegt und für welche Indikationen sie zugelassen sind.

Stellen Sie sich das wie ein digitales Tagebuch vor, das den Alltag begleitet und die Umsetzung unterstützt. Es hilft, kleine Veränderungen sichtbar zu machen und Ihre Behandlung zu unterstützen.

63 Wenn Patienten sagen, sie haben keine Zeit

Manche Patientinnen und Patienten berichten im Verlauf, dass sie ihre digitale Gesundheitsanwendung aus zeitlichen Gründen nicht regelmäßig genutzt haben. Die Gründe dafür können unterschiedlich sein. Manchmal liegt es an technischen Schwierigkeiten oder daran, dass sich die Lebensumstände verändert haben.

Oft spielen auch bestimmte Erwartungen eine Rolle. Manche gehen davon aus, dass sich die Wirkung sehr schnell zeigen müsste. Andere erleben, dass der Aufwand größer ist als gedacht. In solchen Fällen kann es hilfreich sein, gemeinsam zu besprechen, ob die Erwartungen realistisch sind und wie sich die Anwendung gut in den Alltag einfügen lässt.

Danke, dass Sie das offen ansprechen. Was genau war schwierig oder hat Sie davon abgehalten, sich mit Ihrer DiGA zu beschäftigen? Hatten Sie sich etwas anderes davon erhofft?

13 DiGA sind Teil der Behandlung

Oft liest man den Satz „Diese App ersetzt keine Behandlung." Das ist korrekt, aber nicht der entscheidende Punkt. Digitale Gesundheitsanwendungen sind mehr als eine technische Unterstützung. Wenn eine DiGA zugelassen ist, hat sie einen nachgewiesenen Nutzen. Sie kann dabei helfen, Beschwerden zu lindern, Behandlungsziele im Alltag umzusetzen oder Patienten aktiv einzubinden. Diese Wirkung gehört zur Behandlung und ist medizinisch relevant. Entscheidend ist nicht, was eine Anwendung nicht ersetzt, sondern was sie konkret beiträgt. Das kann je nach Indikation eine medizinische Wirkung oder eine strukturelle Unterstützung sein.

62 Nicht allein die Dauer zählt, sondern die Veränderung

Digitale Gesundheitsanwendungen entfalten ihre Wirkung dann, wenn sie regelmäßig genutzt und sinnvoll in die Behandlung eingebunden werden. Die 90 Tage orientieren sich an der Phase, in der die Wirksamkeit im Zulassungsverfahren belegt werden musste. In der Versorgung bietet dieser festgelegte Zeitraum einen klaren zeitlichen Rahmen, um gemeinsam mit dem Patienten einzuschätzen, wie es weitergehen kann.

Wichtig ist nicht allein, wie lange oder wie oft eine DiGA genutzt wurde, sondern ob sich dadurch etwas verändert hat. Aus der klinischen Erfahrung zeigt sich, dass manche Patientinnen und Patienten bereits nach wenigen Wochen profitieren, während andere mehr Zeit oder eine Wiederverordnung benötigen, bis eine spürbare Wirkung eintritt.

14 Kognitive Verhaltenstherapie als Grundlage vieler DiGA

Viele digitale Gesundheitsanwendungen orientieren sich an der kognitiven Verhaltenstherapie. Sie kommen bei psychischen und bei somatischen Erkrankungen zum Einsatz, wenn der Umgang mit Beschwerden im Alltag eine wichtige Rolle spielt. Ein häufig genutztes Bild ist die Brille, durch die man den Alltag sieht. Wenn sie durch Belastung getrübt ist, erscheinen viele Situationen schwieriger als sie sind. Verhaltenstherapie unterstützt dabei, diesen Blick zu verändern. Es geht darum, Auslöser besser einzuordnen, ungünstige Reaktionen zu erkennen und neue Wege im Umgang mit Belastungen zu entwickeln.

DiGA greifen diesen Ansatz auf. Sie begleiten Schritt für Schritt dabei, das im Alltag umzusetzen, was medizinisch sinnvoll ist. Man könnte sagen, sie helfen dabei, eine andere Brille aufzusetzen. Eine, durch die der Blick auf die Beschwerden klarer wird und neue Möglichkeiten sichtbar werden. Somit bildet die kognitive Verhaltenstherapie die Grundlage vieler verhaltensmedizinischer Konzepte, die in DiGA umgesetzt werden.

61 Was tun, wenn Patientinnen oder Patienten eine DiGA pausieren?

Gerade zu Beginn ist die Motivation für die Nutzung einer digitalen Gesundheitsanwendung oft hoch. Im Laufe des Alltags kann es jedoch vorkommen, dass andere Themen in den Vordergrund rücken. Die Nutzung der DiGA wird dann unterbrochen. Das ist nicht ungewöhnlich und bedeutet nicht automatisch, dass die Anwendung nicht geeignet ist. Wichtig ist, wie mit dieser Unterbrechung umgegangen wird.

Manche Patientinnen und Patienten berichten, dass sie nach ein oder zwei Wochen Pause das Gefühl haben, es lohne sich nicht mehr, weiterzumachen. In solchen Momenten kann es hilfreich sein, wenn sie erfahren, dass eine Pause erlaubt ist und ein Wiedereinstieg jederzeit möglich bleibt. Das kann dazu beitragen, dass die Anwendung insgesamt konsequenter genutzt wird.

Einige meiner Patientinnen und Patienten erzählen, dass sie mal eine Pause von ein bis zwei Wochen gemacht haben. Manchmal hören sie dann ganz auf, weil sie denken, es lohne sich nicht mehr. Es ist überhaupt kein Problem, nach einer Pause wieder einzusteigen. Wichtig ist nur, dass Sie es tun.

15 Fünf Prinzipien, wie DiGA Verhaltensänderung im Alltag unterstützen

Digitale Gesundheitsanwendungen entfalten ihre Wirkung nicht durch Technik, sondern durch das, was sie im Alltag ermöglichen. Sie wirken, wenn sie regelmäßig genutzt und sinnvoll eingebunden werden. Fünf Prinzipien zeigen, wie DiGA Veränderung unterstützen kann.

1. Veränderung fördern
DiGA setzen kleine Impulse, erinnern an Übungen und helfen, neue Routinen zu entwickeln.

2. Personalisierung ermöglichen
Viele DiGA bieten Funktionen, die sich an den Bedarf des einzelnen Patienten anpassen lassen. Das unterstützt eine individuelle Nutzung im Alltag.

3. Beobachtung schärfen
Tagebuchfunktionen oder kurze Rückmeldungen zeigen, was hilfreich ist. Das unterstützt Patienten und hilft, Veränderungen früh zu erkennen.

4. Im richtigen Moment verfügbar sein
DiGA lassen sich nutzen, wenn sie gebraucht werden.

5. Dranbleiben erleichtern
Viele wissen, was helfen würde, haben aber Schwierigkeiten in der Umsetzung. DiGA machen Fortschritte sichtbar und unterstützen dabei, weiterzumachen.

60 Kleine Fortschritte gemeinsam erkennen

Digitale Gesundheitsanwendungen können im Verlauf erste Hinweise auf Veränderungen geben, zum Beispiel durch kurze Fragebögen oder Berichte. Diese Informationen zeigen, wie sich Symptome oder Verhaltensweisen im Alltag entwickeln. Sie ersetzen keine ärztliche Einschätzung, können aber dabei helfen, Veränderungen gezielt anzusprechen.

Wenn die Patientin oder der Patient zustimmt, lässt sich das direkt am Handy oder auf einem Ausdruck gemeinsam einsehen und besprechen. Einige Anwendungen ermöglichen mit Einverständnis auch eine ärztliche Einsicht über ein digitales Dashboard. In Zukunft können solche Daten in die elektronische Patientenakte (ePA) eingebunden werden. Das unterstützt eine strukturierte Einordnung in den Behandlungsverlauf und macht Entwicklungen besser nachvollziehbar.

Viele Patienten erwarten zunächst große Veränderungen. Doch oft sind es kleine Schritte, die den Unterschied machen. Was haben Sie bemerkt? Vielleicht ein neuer Gedanke, ein anderes Verhalten oder ein Moment, in dem es Ihnen besser ging?

16 Wie DiGA durch regelmäßige Anwendung wirken können

DiGA wirken nicht wie Medikamente über einen Wirkstoff, sondern durch das, was Patientinnen regelmäßig damit tun. Sie unterstützen dabei, Routinen aufzubauen, Übungen umzusetzen oder mit Beschwerden besser umzugehen. Die Wirkung entsteht im Alltag durch Wiederholung und Anwendung. Wer dranbleibt, kann Entlastung erleben, mehr in Bewegung kommen oder besser mit Symptomen umgehen. Auch physiologische Veränderungen sind je nach Indikation möglich. Dafür braucht es jedoch Verbindlichkeit und Struktur. Hier ist unsere ärztliche Rolle besonders wichtig. Wenn wir digitale Gesundheitsanwendungen gezielt auswählen, in die Behandlung einbinden und bei Bedarf im Verlauf begleiten, können unsere Patienten spürbar davon profitieren.

59 DiGA-Begleitung proaktiv ansprechen

Digitale Gesundheitsanwendungen sind so konzipiert, dass Patientinnen und Patienten sie selbstständig im Alltag nutzen können, um ihr eigenes Gesundheitsmanagement zu unterstützen. Gleichzeitig sind sie ärztlich verschreibungsfähig und damit Teil der Behandlung. Aus klinischer Erfahrung zeigt sich, dass die meisten Patientinnen und Patienten ihre bisherigen Erfahrungen mit einer DiGA nicht von sich aus ansprechen, sodass es sich lohnt, im Gespräch gezielt danach zu fragen. Entscheidend ist ein klarer Bezug zur Behandlung. Ein kurzer Hinweis oder eine Rückfrage zur DiGA reichen oft aus. So entsteht für die Patientinnen und Patienten mehr Struktur, und es fällt leichter, die Anwendung wirklich im Alltag zu nutzen.

17 Die DiGA ist nicht das Ziel, sondern ein Wegbereiter

Der Vergleich mag ungewöhnlich klingen, ist aber manchmal hilfreich. In einem Werbespot sieht man einen Mann, der den Kühlschrank öffnet, sich ein Getränk nimmt und für einen Moment entspannt zurücklehnt. Es geht nicht um große Effekte, sondern um einen kleinen Moment von Entspannung und Genuss. Erst am Ende des Spots wird klar, dass nicht das Getränk beworben wird, sondern der Kühlschrank. Als Voraussetzung für genau diesen Moment.

So lässt sich auch die Rolle einer DiGA verstehen. Sie ist nicht das Ziel der Behandlung, sondern das Hilfsmittel im Hintergrund. Nicht das Getränk, sondern der Kühlschrank. Das Getränk ist das, was für den Patienten wieder möglich wird im Leben. Ein Moment von Entlastung, ein Stück Normalität, eine Bewegung, ein Schritt nach draußen. Weniger Symptome, mehr Orientierung und Sicherheit. Genau darum geht es. Diesen Getränke-Moment mit dem Patienten anzusprechen, lohnt sich.

Mal angenommen, die DiGA hätte Sie wirklich gut unterstützt. Was würden Sie dann vielleicht wieder tun, was Sie schon lange nicht mehr getan haben?

Teil 6: DiGA im Verlauf begleiten und Rückmeldungen nutzen

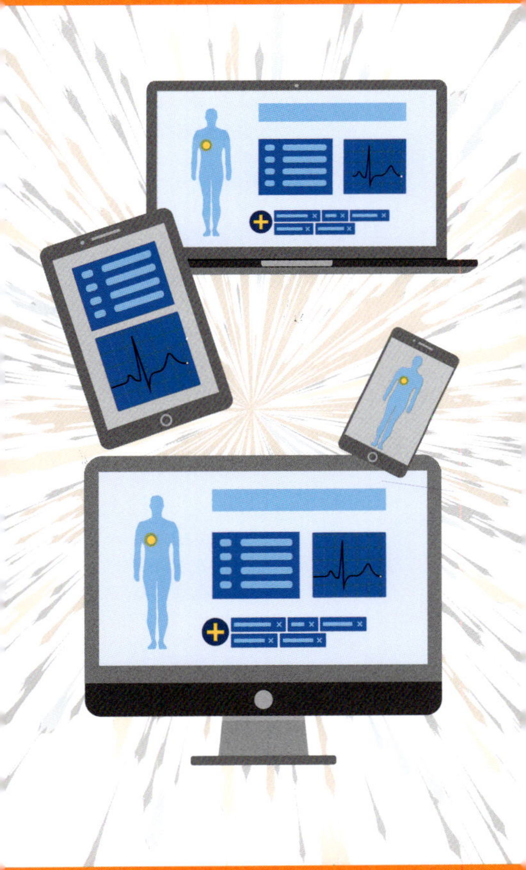

18 Testzugang zur DiGA nutzen

Wie bei jeder anderen therapeutischen Maßnahme sollten auch bei digitalen Gesundheitsanwendungen Indikation, Kontraindikationen und Wirkprinzip bekannt sein. Es geht dabei nicht darum, jede Anwendung im Detail überblicken zu müssen, sondern sie fachlich einordnen zu können. Viele Hersteller bieten kompakte Einführungen an, etwa über Fachportale, kurze Videos oder Testzugänge. Wer eine DiGA regelmäßig einsetzen möchte, sollte sich idealerweise ein paar Minuten Zeit nehmen, um das Programm selbst anzuschauen. Auf diese Weise lässt sich die häufig empfundene „Blackbox" auflösen. Dieser eigene Einblick schafft Sicherheit im ärztlichen Gespräch und erleichtert es, Rückfragen gezielter zu beantworten. Besonders bei häufigen Indikationen ist die eigene Erfahrung oft hilfreicher als theoretisches Wissen allein. So wird die Anwendung greifbarer und ein realistisch integrierbarer Bestandteil der Behandlung.

58 DiGA in die ärztliche Dokumentation aufnehmen

Wenn eine digitale Gesundheitsanwendung Teil der Behandlung ist, sollte sie auch dokumentiert werden. Das macht ihren Einsatz nachvollziehbar und stärkt ihre Verbindlichkeit im Therapieverlauf. In der Praxis wird dieser Schritt noch häufig übersehen, da DiGA oft noch nicht zur Routine gehören.

Die Dokumentation lässt sich unkompliziert umsetzen, etwa mit einem kurzen Vermerk im Behandlungsverlauf, im Therapieplan oder bei den Empfehlungen. Auch Hinweise zur geplanten Dauer oder Tageszeit der Nutzung können hilfreich sein.

Im Arztbrief sollte die DiGA als Bestandteil der aktuellen Therapie erscheinen. So ist sie für andere Behandelnde sichtbar und kann bei weiteren Kontakten gezielt aufgegriffen werden.

Teil 2: Vor der Verordnung – Ärztliche Einschätzung

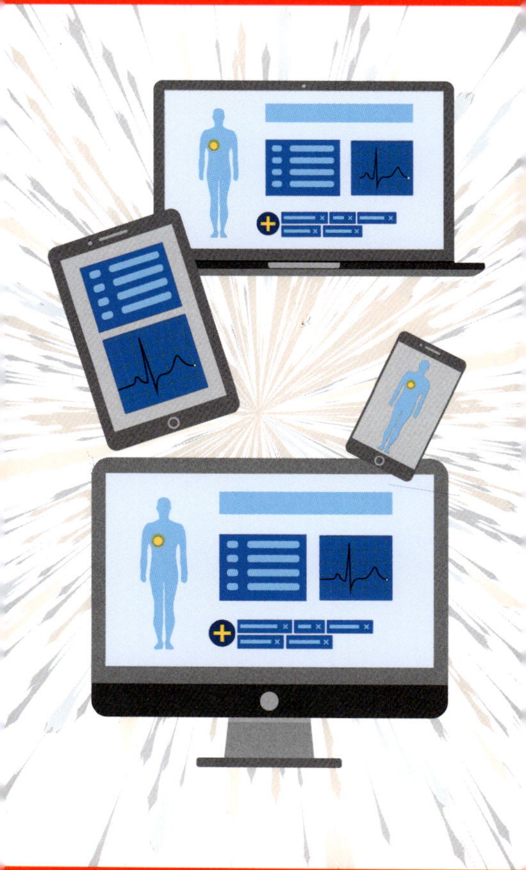

57 Wie Sie Verzögerungen beim Start einer DiGA gut begleiten

Viele Patientinnen und Patienten sind direkt nach dem ärztlichen Gespräch motiviert, etwas Neues auszuprobieren. Dieses Zeitfenster sollte genutzt werden, um den Einstieg mit einer DiGA aktiv zu unterstützen.

Bei manchen Herstellern wird direkt nach der Verordnung bereits das erste Modul freigeschaltet, sodass die Patientin oder der Patient sofort starten kann. In den meisten Fällen ist jedoch zunächst ein Zugangscode der Krankenkasse oder die Aktivierung über einen Rezeptservice des Herstellers notwendig.

Dieser Zwischenschritt kann bewusst genutzt werden, um den Übergang von der Beratung zur Umsetzung klar zu markieren. Schon das Einreichen des Rezepts ist ein erster aktiver Schritt.

Laden Sie das Rezept am besten gleich heute in Ihre Krankenkassen-App hoch oder schicken Sie ein Foto über die Webseite des Herstellers. So ist alles vorbereitet und Sie können direkt starten.

19 Digitale Erfahrung in der Anamnese erfassen

Digitale Gesundheitsanwendungen wirken nur, wenn sie regelmäßig im Alltag genutzt werden. Dabei ist nicht nur die Indikation entscheidend, sondern auch die digitale Gesundheitskompetenz der Patientinnen und Patienten. Diese beschreibt, wie sicher jemand mit digitalen Anwendungen umgeht, wie offen er für neue Technologien ist und wie gut Informationen eingeordnet werden können. Der Begriff „Digital Literacy" wird dafür international verwendet. Der Besitz eines Smartphones allein reicht dafür meist nicht aus. Viele Menschen nutzen es zwar täglich, sind aber bei neuen Funktionen oder bei Gesundheitsanwendungen unsicher. Solche Unterschiede werden häufig erst im Gespräch deutlich. Eine einfache Nachfrage kann helfen, besser einzuschätzen, ob der Einsatz einer DiGA realistisch ist. Eine mögliche Formulierung:

Haben Sie schon einmal eine Gesundheits-App ausprobiert oder Ihre Schritte auf dem Handy beobachtet?

Solche Hinweise können zeigen, ob digitales Selbstmonitoring bereits als hilfreich erlebt wurde und ob Interesse an digitalen Anwendungen besteht.

56 Mögliche Hürden frühzeitig ansprechen

Manche Patientinnen und Patienten beginnen motiviert mit einer digitalen Gesundheitsanwendung, merken aber nach einigen Tagen, dass die regelmäßige Nutzung im Alltag schwieriger ist als gedacht. Oft liegt das nicht an Zweifeln am Inhalt, sondern an Belastungen wie Zeitdruck, Erschöpfung oder ständiger Ablenkung. Es ist hilfreich, diese möglichen Hürden gleich zu Beginn anzusprechen. Ziel ist nicht, Probleme in den Vordergrund zu stellen, sondern die Patientin oder den Patienten gezielt zu stärken. Wer sich von Anfang an überlegt, was schwierig werden könnte, kann passende Strategien entwickeln, zum Beispiel feste Erinnerungszeiten oder einen festen Ort für die Nutzung.

Einige meiner Patientinnen und Patienten merken nach den ersten Tagen, dass es gar nicht so leicht ist, dranzubleiben. Was könnte es Ihnen im Alltag schwer machen, die DiGA XY regelmäßig zu nutzen und was könnte helfen, das zu umgehen?

20 Digitale Routinen erkennen und verstehen

Vor dem Einsatz einer DiGA kann es hilfreich sein, kurz nach dem *digitalen Allta*g Ihrer Patientinnen und Patienten zu fragen. Viele nutzen Wearables und Apps, um Schritte, Schlaf oder Puls zu erfassen. In der Praxis zeigt sich jedoch häufig, dass das reine Sammeln von Daten noch keine Veränderung im Verhalten bewirkt. Genau hier lohnt sich eine gezielte Nachfrage. Wurden durch die Daten bereits konkrete Veränderungen im Alltag angestoßen? Haben die Daten motiviert, etwas auszuprobieren oder zu verändern? Wenn das bereits gelingt, spricht vieles dafür, dass auch die DiGA wirksam unterstützen kann.

Haben Sie aufgrund der Daten schon einmal etwas konkret verändert?

55 Wie das soziale Umfeld die Nutzung einer DiGA stärken kann

Einige Patientinnen und Patienten erleben es als hilfreich, ihr Vorhaben mit einer vertrauten Person zu teilen. Ein klarer Satz wie „Ich starte jetzt mit dieser digitalen Gesundheitsanwendung“ kann die Entscheidung greifbarer machen und als bewusstes Startsignal wirken. Es geht nicht um Kontrolle von außen, sondern um eine kleine Form von öffentlicher Selbstverpflichtung. Erfahrungen aus der Praxis zeigen, dass solche Signale die Motivation oft erhöhen und die Nutzung im Alltag erleichtern.

Manche meiner Patientinnen und Patienten informieren eine Freundin, einen Freund, ein Familienmitglied oder eine andere nahestehende Person. Allein das Aussprechen kann helfen, dranzubleiben. Wäre das für Sie auch eine Möglichkeit?

21 Wenn Patienten lieber eine frei verfügbare KI nutzen wollen

Immer häufiger berichten Patienten in der Sprechstunde, dass sie mit einer künstlichen Intelligenz sprechen können, die schnell reagiert und flexibel Tipps gibt. Manche fragen sich, warum sie zusätzlich eine DiGA nutzen sollten. Dieses Thema sollte angesprochen werden, wenn Patienten es selbst einbringen und gegebenenfalls auch, wenn man eine DiGA vorstellt. Dieses Gespräch ist zudem eine Gelegenheit, Orientierung zu geben und Informationen einzuordnen.

Frei verfügbare KI-Chatbots sind keine medizinische Behandlung. Auch wenn Sie der KI Ihre Diagnose mitteilen, verfolgt sie kein festes Therapieziel, es prüft niemand ihre Inhalte und sie berücksichtigt nicht differenziert genug Ihre Diagnose. Häufig entstehen falsche oder erfundene Aussagen. Der Datenschutz ist oft unklar, und es kann passieren, dass Sie durch zu viele oder unpassende Tipps schnell über- oder unterfordert werden.

Diese DiGA ist von Fachleuten entwickelt, in Studien geprüft und erfüllt hohe Anforderungen an Datenschutz. Sie passt zu Ihrer Diagnose, kann Symptome lindern, Fortschritte dokumentieren und Ihren Alltag unterstützen. So bekommen Sie geprüfte und sichere Hilfe, die wirklich zu Ihnen passt.

54 Ein fester Ort erleichtert die Anwendung

Aus klinischer Erfahrung zeigt sich, dass selbst kleine Absprachen im Alltag einen großen Unterschied machen können. Ein fester Ort kann dabei helfen, die DiGA regelmäßig zu nutzen. Ähnlich wie bei Medikamenten, die gut sichtbar am Nachttisch oder bei der Zahnbürste liegen, kann auch ein bestimmter Platz im Tagesablauf die Anwendung unterstützen.

Die gezielte Nachfrage nach einem passenden Ort wirkt oft unscheinbar, signalisiert aber, dass die Anwendung ernst genommen wird und Teil der Behandlung ist. Ein ruhiger Moment im Wohnzimmer, im Bad oder an einem anderen persönlichen Ort kann ausreichen, um die DiGA verlässlich anzuwenden. So entsteht leichter eine alltagstaugliche Struktur, die den Aufbau einer neuen Routine fördert.

Gibt es einen Ort, an dem Sie sich manchmal gut konzentrieren können? Auch ein kurzer, ruhiger Moment reicht oft aus, um die Anwendung regelmäßig umzusetzen.

Solche konkreten Absprachen erhöhen erfahrungsgemäß die Wahrscheinlichkeit, dass die DiGA tatsächlich genutzt wird.

22 Kontraindikationen im Blick behalten

Digitale Gesundheitsanwendungen sind medizinische Produkte und damit auch an medizinische Grenzen gebunden. Im Verzeichnis des BfArM sind bei jeder DiGA nicht nur die zugelassene Indikation, sondern auch mögliche Kontraindikationen benannt. Dazu gehören zum Beispiel bestimmte Vorerkrankungen, psychische Belastungen, akute Zustände oder Schweregrade, bei denen die Anwendung nicht geeignet ist. Diese Informationen lassen sich im Verzeichnis gezielt nachlesen und helfen, die Behandlung sicher zu gestalten.

Gerade weil DiGA niedrigschwellig einsetzbar sind, geraten solche Hinweise manchmal in den Hintergrund. Ein kurzer Blick in das Verzeichnis kann daher sinnvoll sein. Die Entscheidung für eine DiGA beginnt mit der Frage, ob sie medizinisch indiziert ist. Ob eine DiGA eingesetzt werden sollte, hängt auch davon ab, ob medizinische Gründe dagegen sprechen. Diese Einschätzung ist Teil unserer ärztlichen Verantwortung.

53 DiGA wie Medikation zeitlich einplanen

Wie bei Medikamenten kann es auch bei digitalen Gesundheitsanwendungen hilfreich sein, einen festen Zeitpunkt im Alltag zu finden. Die Wirkung entsteht hier nicht über einen Wirkstoff, sondern durch regelmäßige Anwendung, Struktur und Verlässlichkeit. Wer weiß, wann genau etwas stattfinden soll, bleibt eher dabei.

Eine bewusste Verankerung im Tagesablauf hilft besonders, wenn die Anwendung täglich oder mehrmals pro Woche genutzt werden soll. Viele DiGA geben Hinweise zur empfohlenen Häufigkeit. Trotzdem lohnt es sich, gemeinsam zu überlegen, wann die Anwendung im Tagesablauf am besten Platz findet.

Haben Sie schon eine Idee, wann Sie die DiGA in Ihren Tag einbauen könnten?

So wie Sie feste Zeiten für Medikamente haben, legen wir auch hier gemeinsam fest, ob Sie die Anwendung morgens, mittags oder abends nutzen. Das hilft dabei, eine Routine aufzubauen und macht es leichter, dranzubleiben. Wir schauen einfach zusammen, welche Zeit in Ihrem Alltag am besten passt.

23 Was bei DiGA als Nebenwirkung gelten kann

Digitale Gesundheitsanwendungen regen Veränderungen im Alltag von Patientinnen und Patienten an. Dazu gehören Übungen zur Selbstbeobachtung oder gezielte Impulse, neue Verhaltensweisen zu entwickeln. Solche Inhalte können emotional berühren, zum Nachdenken anregen oder Erinnerungen wachrufen. Häufig sind diese Reaktionen Teil eines gesunden Veränderungsprozesses. In manchen Fällen fällt die Reaktion intensiver aus als erwartet. Besonders bei psychischen Erkrankungen kann es zu stärkeren emotionalen Reaktionen kommen. Das ist nicht ungewöhnlich und zeigt, dass Inhalte aktiv verarbeitet werden. Das Risikomanagement in digitalen Gesundheitsanwendungen bedeutet, dass mögliche Risiken früh erkannt und angemessen begleitet werden. Dazu gehören zum Beispiel verlässliche Abläufe, wenn in einer psychischen DiGA Hinweise auf Suizidgedanken auftreten oder wenn sich Symptome deutlich verschlechtern. Dieses Vorgehen ist ein wichtiges Qualitätsmerkmal und trägt zu einer sicheren Anwendung im Alltag bei.

Gab es Inhalte, die Sie irritiert oder eher belastet haben?

Teil 5: DiGA verordnen

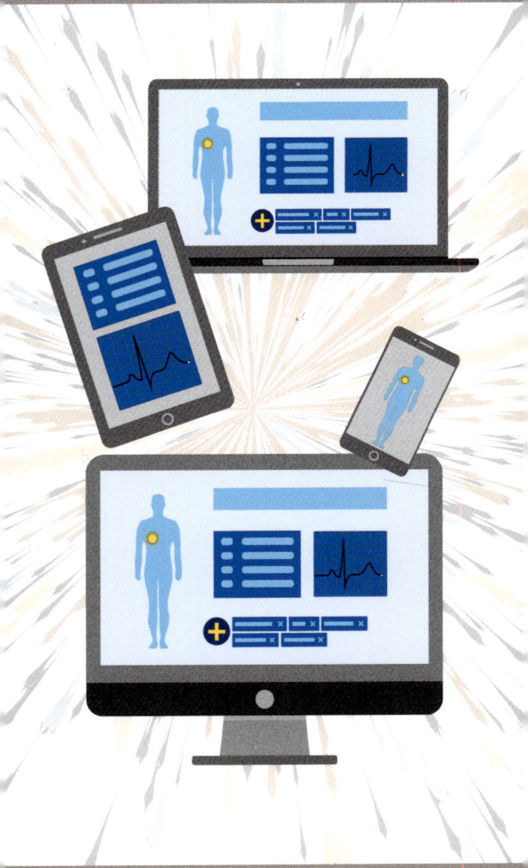

24 DiGA bei chronischen Erkrankungen

Viele Patientinnen und Patienten leben seit Jahren mit derselben Diagnose. Die Frage liegt nahe, ob eine DiGA dann noch sinnvoll ist. Entscheidend ist nicht die Dauer der Erkrankung, sondern ob jemand offen ist für neue Impulse. Auch nach langer Zeit kann sich etwas verändern. Klinische Erfahrungen zeigen, dass der Wunsch nach Veränderung oft mehr Einfluss hat als der Zeitpunkt der Diagnosestellung. Im Gespräch hilft es, einzuschätzen, ob Bereitschaft für etwas Neues da ist und ob eine Veränderung möglich scheint. Wenn das der Fall ist, kann auch eine lang bestehende Symptomatik zum Ausgangspunkt für eine neue Phase der Behandlung werden.

Haben Sie schon mal daran gedacht, etwas im Umgang mit Ihrer Erkrankung zu verändern, wussten aber nicht genau, wie Sie es angehen sollen?

52 Rückmeldung von Anfang an mitdenken

Wenn Sie eine DiGA empfehlen oder verordnen, lohnt es sich, im ersten Gespräch zu sagen, dass Sie später gemeinsam besprechen werden, welche Erfahrungen der Patient damit gemacht hat. Dabei geht es sowohl darum, ob sich gesundheitlich etwas verändert hat, als auch darum, wie gut die Anwendung in den Alltag integriert werden konnte. Viele DiGA zeigen automatisch Berichte oder Verläufe, die die Entwicklung von Symptomen darstellen. Es geht nicht darum, jedes Detail zu prüfen, sondern einen klaren Trend zu erkennen, ähnlich wie bei Blutdruck- oder Laborwerten. Wenn dieses Thema schon beim Ausstellen des Rezeptes angesprochen wird, gibt das dem Patienten einen klaren Rahmen und macht die Nutzung oft verbindlicher.

Diese DiGA XY zeigt im Verlauf, wie sich Ihre Beschwerden entwickeln. Wir schauen später gemeinsam darauf, so wie bei anderen Messwerten auch.

25 DiGA bei mehreren Diagnosen gezielt einsetzen

Liegt mehr als eine Diagnose vor, sollte die Entscheidung für eine DiGA sorgfältig getroffen werden. In der Regel empfiehlt es sich, mit einem Thema zu starten, das aktuell den größten Einfluss auf den Alltag bzw. die Gesundheit hat. Das erleichtert den Einstieg und hilft, erste Erfolge sichtbar zu machen. Wenn ein Patient bereits erfolgreich eine DiGA genutzt hat und sich sicher im Umgang fühlt, kann im nächsten Schritt ergänzend auch eine zweite Anwendung sinnvoll sein, zum Beispiel bei psychischer und körperlicher Belastung. Entscheidend ist, dass die Ziele klar bleiben und keine Überforderung entsteht.

51 Wenn Patientinnen oder Patienten eine DiGA ansprechen

Wenn Patientinnen oder Patienten gezielt nach einer digitalen Anwendung fragen, weil sie sie im Internet gesehen oder auf Empfehlung davon gehört haben, zeigt das oft den Wunsch, sich aktiv mit der eigenen Behandlung auseinanderzusetzen. Solche Nachfragen können ein guter Anlass sein, um gemeinsam zu prüfen, ob die DIGA passt und medizinisch sinnvoll eingesetzt werden kann.

Ich finde es gut, dass Sie sich selbst mit dem Thema beschäftigt haben. Lassen Sie uns gemeinsam schauen, ob diese digitale Anwendung zu Ihrer aktuellen Situation und Diagnose passt.

26 Der richtige Zeitpunkt für eine DiGA

Die Entscheidung für oder gegen eine DiGA hängt nicht nur von der Diagnose ab, sondern auch davon, wie belastbar jemand im Moment ist. Manchmal ist die Situation trotz Erkrankung stabil. Die Motivation ist da und neue Impulse lassen sich gut aufnehmen. In anderen Phasen stehen familiäre Belastungen, beruflicher Druck oder emotionale Erschöpfung im Vordergrund. Dann kann es schwerfallen, zusätzlich mit einer digitalen Anwendung zu arbeiten, selbst wenn die Grundmotivation vorhanden ist. Einige dieser Belastungsfaktoren sind im Verzeichnis des BfArM ausdrücklich als Ausschlusskriterien benannt. Ziel ist es, die DiGA als ergänzenden Therapiebaustein realistisch in den Behandlungsplan einzubinden.

Mein Eindruck ist, dass jetzt ein guter Zeitpunkt sein könnte, sich intensiver mit der eigenen Gesundheit zu beschäftigen. Ich halte es für sinnvoll, Ihre Behandlung derzeit durch eine digitale Anwendung zu unterstützen, weil Sie aktuell stabil wirken und motiviert sind.

50 Webseiten als Entscheidungshilfe nutzen

Wenn kein Flyer zur Verfügung steht oder noch Unsicherheiten bestehen, kann ein kurzer Blick auf die Website des jeweiligen Herstellers hilfreich sein. Dort wird meist anschaulich erklärt, wie die DiGA funktioniert und was sie unterstützen kann. Besonders in der Anfangsphase hilft es, mehr Klarheit zu bekommen und die digitale Anwendung besser einzuordnen.

Alle Herstellerseiten bieten neben dem Fachbereich auch Informationen für Patientinnen und Patienten. Als behandelnde Ärztin oder behandelnder Arzt können Sie den Link zur Website ganz einfach weitergeben, zum Beispiel als QR-Code oder als Link zum Abfotografieren. So haben Ihre Patientinnen und Patienten die Möglichkeit, sich in Ruhe zu Hause zu informieren und offene Fragen zu sammeln.

27 Konzentration und koginitive Fähigkeiten einschätzen

Ob eine DiGA im Alltag sinnvoll ist, hängt auch davon ab, wie konzentriert und aufnahmefähig jemand im Moment ist. Belastung, Tagesform, akute Stresssituationen oder begleitende Erkrankungen können die kognitive Leistungsfähigkeit beeinflussen. Im ärztlichen Gespräch lässt sich meist schnell einschätzen, ob Aufmerksamkeit und Konzentration für die Nutzung einer digitalen Anwendung ausreichen. Konzentrationsschwierigkeiten oder andere kognitive Einschränkungen sollten bei der Auswahl einer DiGA berücksichtigt werden. In solchen Fällen kann ein späterer Zeitpunkt oder eine andere Unterstützung passender sein. Gleichzeitig entstehen immer mehr digitale Anwendungen, die auf spezielle Anforderungen wie kognitive Einschränkungen zugeschnitten sind.

Wie gut gelingt es Ihnen im Moment, sich ein paar Minuten auf etwas zu konzentrieren und sich Inhalte zu merken, zum Beispiel beim Lesen oder Zuhören?

49 DiGA anschaulich erklären mit einem ersten Blick in die App

Einige Patientinnen und Patienten können sich unter einer digitalen Anwendung zunächst wenig vorstellen. Ein kurzer Blick in die App, zum Beispiel auf dem Praxis-Tablet oder dem Handy, kann in solchen Momenten helfen. Es geht nicht darum, alle Funktionen zu erklären, sondern einen ersten Eindruck zu vermitteln. Das baut Unsicherheiten ab, erleichtert den Zugang und macht die Empfehlung greifbarer. Die visuelle Darstellung unterstützt das Gespräch und zeigt, dass digitale Anwendungen ein selbstverständlicher Teil der Behandlung sind.

Ich zeige Ihnen das mal ganz kurz. Es geht nicht darum, alles im Detail durchzugehen, aber Sie bekommen ein erstes Gefühl dafür, wie die App aufgebaut ist.

28 Mitwirkung realistisch einschätzen

Vor der Empfehlung einer DiGA lohnt es sich einzuschätzen, wie aktiv sich der Patient an der Behandlung beteiligen möchte. Manche verlassen sich vor allem auf Medikamente, andere möchten selbst etwas für ihre Gesundheit tun. Oft zeigt sich im Gespräch, wie sehr ein Patient bereit ist, sich aktiv einzubringen, auch wenn er das nicht ausdrücklich sagt. Da viele DiGA eine regelmäßige Mitwirkung erfordern, ist es hilfreich, dieses Maß an Eigeninitiative zu erfassen. Es hilft einzuschätzen, ob eine digitale Unterstützung zur aktuellen Situation passt oder ob ein anderer Schritt hilfreicher wäre. Eine einfache Rückfrage kann dabei helfen, ein Gefühl für die Bereitschaft zur aktiven Umsetzung zu bekommen.

Haben Sie den Eindruck, dass Sie selbst etwas tun können, damit es Ihnen besser geht? Oder wünschen Sie sich gerade eher eine Unterstützung, die weniger Eigeninitiative erfordert?

48 Flyer als Verbindung zwischen Gespräch und DiGA-Start

Wird eine DiGA verordnet, kann ein gut gestalteter Flyer den Einstieg erleichtern. Er macht das Rezept und die Anwendung greifbarer und knüpft an das ärztliche Gespräch an. Der Flyer zeigt, wie es weitergeht, fasst zentrale Punkte noch einmal zusammen und gibt eine klare Richtung. Für viele Patientinnen und Patienten ist das ein hilfreicher Impuls, um den Freischaltcode bei der Krankenkasse oder über den Rezeptservice des DiGA-Herstellers zu beantragen. Inzwischen ermöglichen manche Hersteller auch, mit der Nutzung zu beginnen, bevor der Freischaltcode vorliegt. So gelingt der Beginn zeitnah und die erste Motivation zur Nutzung bleibt erhalten.

Nehmen Sie den Flyer gern mit. Dort steht auch genau, wie es weitergeht. Sie können sich zusätzlich auf der Webseite des Herstellers informieren, um besser zu verstehen, was Sie bei dieser digitalen Therapie erwartet.

29 DiGA und Medikation sinnvoll aufeinander abstimmen

Ob eine DiGA vor, parallel oder nach Beginn einer Medikation eingesetzt wird, hängt von der Situation und der Indikation ab. Zur zeitlichen Abstimmung gibt es bisher nur wenige direkte Erkenntnisse. Die meisten Erfahrungen stammen aus dem parallelen Einsatz mit anderen Behandlungsformen. Die ärztliche Einschätzung stützt sich daher in der Regel auf klinische Erfahrung. In vielen Fällen kann es hilfreich sein, zunächst digital zu starten, etwa um den Alltag zu stabilisieren oder erste Verhaltensänderungen zu begleiten. In anderen Situationen steht die Medikation im Vordergrund, vor allem wenn Symptome akut sind oder eine schnelle Entlastung erforderlich ist.

Zwei neue Behandlungsansätze gleichzeitig zu verordnen ist für viele Patienten eine Herausforderung. Routinen müssen sich erst entwickeln, Wirkungen und mögliche Nebenwirkungen eingeordnet werden. Die Entscheidung für eine gleichzeitige oder gestufte Einführung sollte daher bewusst getroffen werden. Eine abgestimmte Vorgehensweise hilft, Überforderung zu vermeiden und beide Therapien wirksam in die Behandlung zu integrieren.

47 Flyer als Entscheidungshilfe nutzen

Ein Flyer ist eine einfache Möglichkeit, Patientinnen und Patienten auf eine digitale Gesundheitsanwendung vorzubereiten. Das ist besonders hilfreich, wenn noch nicht sicher ist, ob eine DiGA infrage kommt. Das gilt vor allem für chronisch erkrankte Menschen mit regelmäßigen Arztkontakten. Wenn eine DiGA geeignet erscheint, lohnt es sich, den Flyer mitzugeben und auf die Webseite des Herstellers hinzuweisen. So können sich die Patientinnen und Patienten in Ruhe informieren, einen ersten Eindruck gewinnen und offene Fragen notieren. Das schafft eine gute Grundlage für die gemeinsame Entscheidung beim nächsten Termin.

Schauen Sie sich das bitte in Ruhe an. Beim nächsten Termin entscheiden wir dann gemeinsam, ob diese Anwendung für Sie passt.

30 Behandlungsziel konkretisieren

Viele Patienten wünschen sich eine Besserung ihrer Gesundheit. Was das im Alltag bedeutet, bleibt jedoch oft offen. Für die Entscheidung über eine DiGA kann es hilfreich sein, persönliche Ziele anzusprechen. Auch wenn viele DiGA Behandlungsziele im Programm aufgreifen, ist es sinnvoll, diese vorab im ärztlichen Gespräch zu klären. So lässt sich prüfen, ob die Anwendung passt und ob der Patient bereit ist, aktiv mitzuarbeiten. Der Konjunktiv hilft, Wünsche zu formulieren, ohne Druck aufzubauen. Eine kleine Veränderung, die lange nicht möglich war, ist wichtiger als ein großes Fernziel. Vielen fällt es anfangs schwer, eine Antwort zu finden. Wenn etwas Kleines benannt werden kann, ist das oft ein Zeichen für Hoffnung oder Veränderung und ein Hinweis, dass eine DiGA genutzt wird.

Was würden Sie gern wieder tun können, wenn es Ihnen besser ginge? Was wäre im Alltag einfacher?

46 Sprache nutzen, um Vertrauen in digitale Therapie zu stärken

Einige Patientinnen und Patienten haben bei der Suche nach einer Ärztin oder einem Arzt die Erfahrung gemacht, vertröstet zu werden. Begriffe wie „Wartezeitüberbrückung", „Versorgungslücke" oder „Übergangslösung" können diesen Eindruck verstärken. Sie klingen nach einer Maßnahme zweiter Wahl und schwächen den therapeutischen Stellenwert digitaler Gesundheitsanwendungen. Auch wenn uns als Ärztinnen und Ärzten bewusst ist, dass es im Versorgungssystem strukturelle Engpässe gibt, sollte dies im Gespräch mit Patientinnen und Patienten nicht im Vordergrund stehen. Denn es geht nicht um einen Behelf, sondern um eine begründete therapeutische Empfehlung.

Eine klare Sprache stärkt das Vertrauen und gibt Sicherheit:

Die Behandlung findet nicht nur während unserer Gespräche oder Termine statt, sondern auch in der Zeit dazwischen. Für diese Phasen ist die digitale Anwendung gedacht. Sie kann Sie in Ihrem Alltag dabei unterstützen, selbst etwas für Ihre Gesundheit zu tun.

31 Günstige Zeitfenster nach Umbrüchen erkennen

Nach einem Schlaganfall, Herzinfarkt oder einer neuen Diagnose wie Diabetes oder einer Krebserkrankung sind viele Patienten besonders empfänglich für neue Impulse. Auch nach Schmerzphasen oder psychischen Belastungen beginnt oft eine Phase, in der gewohnte Muster hinterfragt und Veränderungen eher angenommen werden. In der Forschung zur Gesundheitskommunikation wird dies als „Window of Opportunity" beschrieben. Gemeint ist ein günstiger Moment, in der der Mensch offen ist für Neues und Veränderung. Digitale Anwendungen können in dieser Zeit dabei helfen, neue Strukturen zu entwickeln, die Behandlung im Alltag zu verankern oder erste Schritte zu begleiten. Voraussetzung ist, dass ausreichend Stabilität vorhanden ist, um mit der Anwendung zu arbeiten. Klinische Erfahrungen zeigen, dass gerade in solchen Phasen ein gezielter Anstoß besonders wirksam sein kann.

Wenn sich vieles verändert, unterstützt Sie die Anwendung dabei, im Alltag nach und nach mehr Sicherheit zu finden.

45 Alltag strukturieren während der Krankschreibung

Digitale Gesundheitsanwendungen können dabei unterstützen, wieder einen Ankerpunkt im Alltag zu schaffen. Es geht nicht darum, sich zusätzlich zu belasten, sondern kleine Schritte zu ermöglichen. Schon wenige Minuten am Tag können helfen, den Tag bewusster zu gestalten. Wichtig ist dabei weniger die Dauer als die Regelmäßigkeit.

Ich empfehle Ihnen diese digitale Anwendung, weil sie helfen kann, wieder mehr Struktur im Tagesablauf zu finden und sich gleichzeitig bewusst Zeit für sich selbst zu nehmen. So können Sie wieder mehr Stabilität im Alltag bekommen.

32 Wie Sie das Format einer DiGA in die Auswahl einbeziehen können

Viele digitale Gesundheitsanwendungen nutzen eine Mischung aus Texten, Audios, Videos, Übungen und Rückmeldungen. Dennoch gibt es Unterschiede. Manche DiGA sind eher textbasiert, andere arbeiten stärker mit gesprochenen Inhalten oder visuellen Formaten. Was dabei im Vordergrund steht, ist von außen oft nicht direkt zu erkennen. Das Verzeichnis bietet dazu bislang nur begrenzte Informationen. Ein Blick auf die Webseite des Herstellers oder ein Testzugang kann helfen, den Aufbau der Inhalte besser einzuschätzen. Besonders dann, wenn mehrere Anwendungen zur gleichen Indikation infrage kommen, lohnt es sich, diesen Aspekt mitzuberücksichtigen. Im Gespräch zeigt sich oft, womit Patientinnen und Patienten gut zurechtkommen. Die Formate allein entscheiden nicht, aber sie können beeinflussen, ob eine Anwendung tatsächlich genutzt wird.

Wie nutzen Sie Ihr Smartphone normalerweise? Lesen oder hören Sie lieber, oder schreiben beziehungsweise tippen Sie auch gern etwas selbst ein? Dann kann ich besser einschätzen, welche DiGA für Sie gut geeignet ist.

44 DiGA klar als Bestandteil der Behandlung benennen

Wie eine DiGA im Gespräch eingeführt wird, kann entscheidend für ihre Nutzung und den Behandlungserfolg sein. Wird sie nur beiläufig erwähnt, entsteht leicht der Eindruck, dass sie keine zentrale Rolle spielt oder nur eine Option „zweiter Wahl" ist. Auch höflich gemeinte Formulierungen wirken oft unverbindlich.

Typische Sätze im Praxisalltag:

- Schauen Sie mal rein.
- Vielleicht ist das etwas für Sie.
- Nutzen Sie das erstmal zur Überbrückung Ihrer Wartezeit.
- Probieren Sie das einfach mal aus.

Solche Aussagen lassen offen, ob die DiGA wirklich zur Behandlung gehört oder nur ein Zusatz ist. Klarer wirkt zum Beispiel:

- Ich empfehle Ihnen diese DiGA als Teil unserer Behandlung.
- Sie ist ein neuer Therapiebaustein in unserem gemeinsamen Behandlungsplan.
- Damit starten Sie jetzt aktiv Ihre Behandlung.

Solche klaren Aussagen schaffen Verbindlichkeit und stärken das Vertrauen in die ärztliche Empfehlung.

33 Wie Sie sicher mit der ersten DiGA starten

Für den ersten Einsatz einer DiGA empfiehlt es sich, eine Patientin oder einen Patienten auszuwählen, bei der oder dem die Voraussetzungen gut stimmen. Wenn eine medizinische Indikation vorliegt, die Person stabil wirkt und Interesse zeigt, kann das den Einstieg erleichtern. Ein positives Feedback vom „ersten" Patienten trägt dazu bei, digitale Anwendungen im Praxisalltag weiter einzusetzen und besser kennenzulernen. Eine solche Erfahrung schafft Sicherheit und legt eine gute Grundlage für eine neue Routine im ärztlichen Alltag. Eine mögliche Hilfe für den Einstieg kann die jetzt folgende WID-Checkliste für die ärztliche Einschätzung sein (siehe Karte 35).

43 Fallbeispiele nutzen

Manche Patientinnen und Patienten sind sich nicht sicher, ob eine digitale Anwendung zu ihrer Situation passt. Häufig fehlt eine konkrete Vorstellung davon, wie eine DiGA im Alltag unterstützen kann. Genau hier kann ein Beispiel aus der Praxis helfen, sich die Wirkung im Alltag besser vorzustellen.

Es muss kein realer Fall sein. Auch ein nachvollziehbares Beispiel, das sich an typischen Erfahrungen orientiert, kann eine gute Vorstellung vermitteln und Vertrauen schaffen. Wichtig ist, dass Patientinnen und Patienten das Gefühl bekommen, mit ihren Beschwerden nicht allein zu sein. Wenn jemand mit ähnlichen Symptomen durch eine DiGA spürbar entlastet wurde, wird der Nutzen nachvollziehbar und die Offenheit wächst.

Ich hatte kürzlich einen Patienten mit ähnlichen Beschwerden. Er hat die DiGA einige Wochen ausprobiert und gemerkt, dass sich etwas verändert. Ich sehe bei Ihnen gute Voraussetzungen dafür, dass diese digitale Anwendung helfen kann, neue Schritte im Alltag umzusetzen.

Teil 3: Checklisten für ärztliche Einschätzung und Patientengespräch

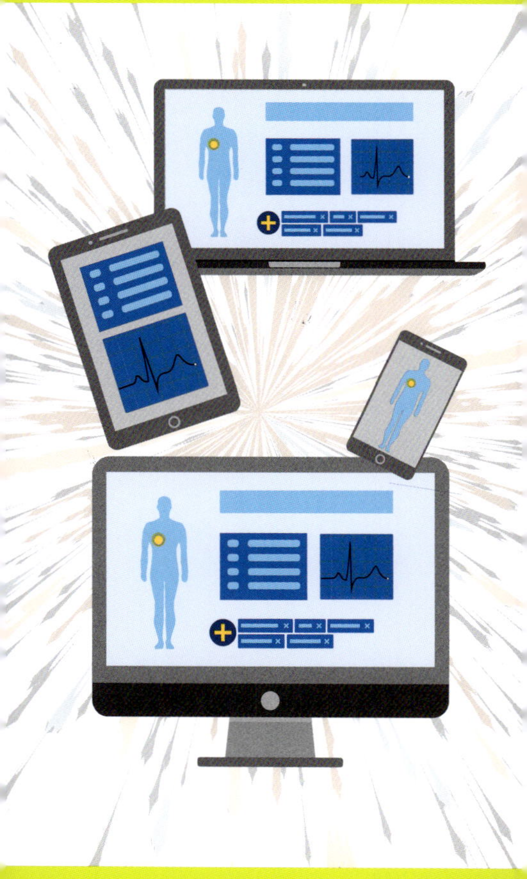

42 Konkrete Ziele im Alltag ansprechen

Ein klares Ziel hilft, digitale Gesundheitsanwendungen wirksam zu nutzen. Es reicht oft, im Gespräch mit einer kurzen Frage herauszufinden, was die Patientin oder der Patient mit der Anwendung erreichen möchte. Es geht dabei nicht um große Visionen, sondern um kleine, konkrete Veränderungen, die in den Alltag passen. Viele DiGA schlagen selbst Ziele vor, doch die Erfahrung zeigt, dass ein kurz besprochenes, persönliches Ziel oft noch mehr Verbindlichkeit schafft. Schon eine einfache Rückfrage kann die Motivation deutlich erhöhen und die Nutzung im Alltag unterstützen.

Wenn es Ihnen wieder besser ginge, unterstützt durch diese digitale Anwendung, was würden Sie dann gern wieder tun, das lange nicht mehr möglich war?

34 Pragmatische Hilfen für den Praxisalltag

Nicht immer ist im Gespräch ausreichend Zeit, um alle relevanten Aspekte für oder gegen eine DiGA vollständig zu erfassen. Eine kompakt strukturierte Einschätzung kann helfen, digitale Anwendungen gezielter einzuordnen. Die WID-Checkliste *(Wirksamkeit, Integration, Durchführbarkeit)* wurde für ärztliche Kolleginnen und Kollegen entwickelt. Sie beruht auf Erfahrungen aus dem Praxisalltag und unterstützt dabei einzuschätzen, inwieweit der Einsatz einer DiGA sinnvoll ist.

Auch wenn die WID-Checkliste bislang noch nicht validiert ist, kann sie eine hilfreiche Grundlage für das ärztliche Gespräch und als möglicher Ausgangspunkt für wissenschaftliche Prüfung dienen. Der WID-Selbsttest für Patienten kann zusätzlich dabei helfen festzustellen, ob eine DiGA als Therapiebaustein infrage kommt.

41 Datenschutz verständlich erklären

Manche Patientinnen und Patienten sind zurückhaltend, wenn es um digitale Gesundheitsdaten geht. Digitale Gesundheitsanwendungen erfüllen strenge gesetzliche Vorgaben zu Datenschutz und Sicherheit und werden regelmäßig überprüft. Die Verarbeitung der Daten erfolgt nur mit Einwilligung, und Patientinnen und Patienten behalten die volle Kontrolle.

Im Gespräch hilft es, dies klar zu benennen. Wenn klar ist, wie die Daten geschützt werden, fällt vielen der Start leichter.

Das ist vergleichbar mit einem Online-Bankkonto. Nur Sie entscheiden, wer Zugriff auf Ihre Daten hat. Der Unterschied ist, dass diese digitale Anwendung zusätzlich medizinisch geprüft wurde. Sie erfüllt hohe Sicherheitsanforderungen und wurde gezielt für Ihre Behandlung entwickelt.

35 WID-Checkliste für die ärztliche Einschätzung

Fragen zur Einschätzung

1. Wird ein Smartphone oder Tablet regelmäßig genutzt?
2. Gibt es bereits Erfahrungen mit digitalen Gesundheitsdaten, etwa durch Schrittzählung oder Schlaftracking?
3. Bestehen im Alltag stabile Phasen oder verlässliche Zeitfenster, um eine DiGA einzubinden?
4. Besteht erkennbares Interesse, sich aktiv mit der eigenen Gesundheit auseinanderzusetzen?
5. Liegt ein konkreter Veränderungswunsch vor, der durch eine digitale Unterstützung begleitet werden könnte?
6. Ist die DiGA medizinisch indiziert und sprechen keine Kontraindikationen dagegen?

Einschätzung

Für jede mit „Ja" beantwortete Frage: 1 Punkt. „Nein" oder „Unklar": 0 Punkte.

- 5–6 Punkte: Sehr gute Voraussetzungen für den Einsatz.
- 3–4 Punkte: Einsatz möglich, eine Besprechung ist hilfreich.
- 0–2 Punkte: Einsatz aktuell eher nicht zu empfehlen.

40 Wirkung der DiGA einfach erklären – Navi

Digitale Gesundheitsanwendungen unterstützen Veränderung, aber sie wirken nicht automatisch. Sie entfalten ihre Wirkung nicht allein durch die Installation oder den Zugang, sondern durch die aktive Nutzung im Alltag. Ein Beispiel kann helfen, die Funktionsweise greifbarer zu machen. Ziel ist es nicht, etwas zu vereinfachen, sondern Zusammenhänge verständlich darzustellen. Der Vergleich mit einem Navigationssystem zeigt, welche Möglichkeiten eine DiGA bietet und wo ihre Grenzen liegen.

Eine DiGA funktioniert ähnlich wie ein Navi. Sie zeigt Wege, erinnert an nächste Schritte und begleitet den Verlauf. Aber auch das beste Navi fährt nicht von allein. Man muss losfahren, man muss selbst auf das Gaspedal treten. Genauso ist es hier. Die App hilft, aber sie startet erst, wenn Sie sich wirklich darauf einlassen und sie auch nutzen. Entscheidend ist, dass Sie das, was Sie in der DiGA erfahren, tatsächlich im Alltag anwenden.

36 WID-Selbsttest für Patientinnen und Patienten

Fragen

1. Nutzen Sie regelmäßig ein Smartphone oder Tablet?
2. Haben Sie schon einmal digitale Anwendungen oder Geräte für Ihre Gesundheit genutzt, zum Beispiel einen Schrittzähler, Schlaftracker oder eine Gesundheits-App?
3. Können Sie sich vorstellen, mit einer App oder einem digitalen Programm aktiv etwas für Ihre Gesundheit zu tun?
4. Haben Sie ein konkretes Ziel oder einen Wunsch, was sich im Alltag verändern soll?
5. Haben Sie im Alltag regelmäßig ein paar Minuten Zeit, um etwas für Ihre Gesundheit zu tun, z. B. an mehreren Tagen pro Woche?
6. Haben Sie das Gefühl, dass Sie selbst etwas zu Ihrer Gesundheit beitragen können?

Einschätzung

Für jede mit „Ja“ beantwortete Frage: 1 Punkt. Für jede mit „Nein“ oder „Unklar“ beantwortete Frage: 0 Punkte.

- 5–6 Punkte: Sehr gute Voraussetzungen für den Einsatz einer digitalen Gesundheitsanwendung.
- 3–4 Punkte: Einsatz möglich, eine ärztliche Besprechung ist hilfreich.
- 0–2 Punkte: Einsatz aktuell eher nicht zu empfehlen.

39 Wirkung der DiGA einfach erklären – Tulpenzwiebel

Digitale Gesundheitsanwendungen entfalten ihre Wirkung auf einem anderen Weg als Medikamente. Wer das verständlich erklärt, hilft Patienten, realistische Erwartungen zu entwickeln. Ein einfaches Bild kann dabei unterstützen. Es kommt ohne technische Details aus und zeigt, warum Regelmäßigkeit und Mitwirkung so wichtig sind.

Stellen Sie sich das so vor: Ein Medikament ist eher wie eine Schnittblume. Sie kaufen sie im Blumenladen, schneiden sie an, stellen sie in die Vase und freuen sich. Das geht schnell und macht sofort etwas mit Ihnen, weil die Wirkung direkt sichtbar ist. Eine DiGA dagegen ist wie eine Blumenzwiebel, die Sie einpflanzen. Sie müssen sich darum kümmern, gießen und warten. Erst nach einiger Zeit zeigt sich, was daraus wird. Dafür wächst etwas, das bleibt. Die Wirkung entsteht nicht durch eine einmalige Einnahme, sondern durch regelmäßige Anwendung. Schritt für Schritt, über mehrere Wochen.

Teil 4: DiGA im Gespräch vorstellen

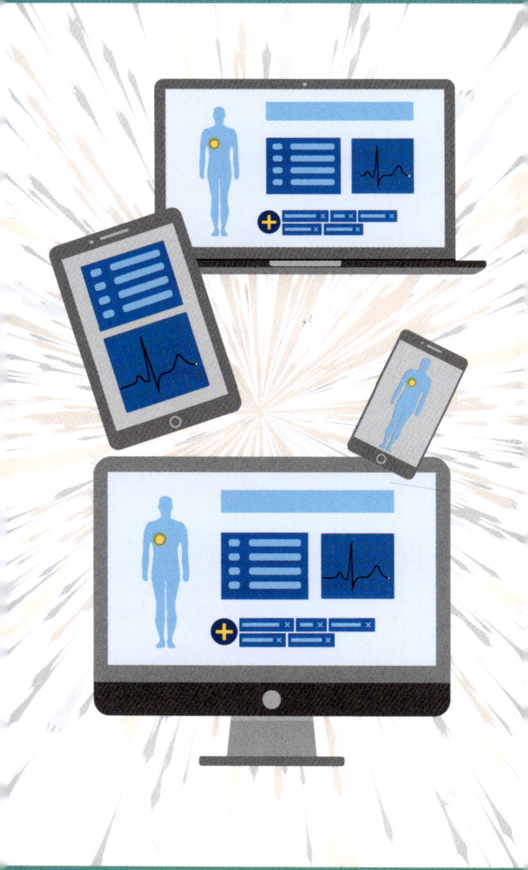

Viele Patientinnen und Patienten denken bei einer DiGA zunächst an eine einfache Gesundheits-App. Der Begriff App auf Rezept kann diesen Eindruck noch verstärken. Es entsteht schnell das Missverständnis, dass es sich um eine digitale Spielerei oder ein Lifestyle-Angebot handelt. Deshalb ist es wichtig, gleich zu Beginn eine klare medizinische Einordnung zu geben.

Das ist keine normale App wie Sie sie vielleicht aus dem Alltag kennen. Diese Anwendung wurde extra für die Behandlung entwickelt und in Studien genau geprüft. Sie kann Ihnen helfen, zum Beispiel mit Beschwerden besser umzugehen, Übungen regelmäßig zu machen oder den Überblick zu behalten. Die Krankenkasse übernimmt die Kosten, wenn wir gemeinsam entscheiden, dass sie zu Ihrer Situation passt.

37 Digitale Anwendungen als neuen Gesprächsbaustein mitdenken

Im ärztlichen Gespräch haben sich bestimmte Routinen etabliert. Oft fragen wir ganz automatisch nach Symptomen, Medikamenten, Wirkungen und Nebenwirkungen. Digitale Anwendungen gehören bislang noch nicht selbstverständlich zum Anamnese-Raster. Das liegt auch daran, dass sie nicht so greifbar oder sichtbar sind wie ein Medikament oder ein Verband. Sie sind digital und noch nicht so im Bewusstsein verankert wie andere Maßnahmen. In manchen Praxisverwaltungssystemen und klinischen Informationssystemen lassen sich digitale Anwendungen schon ähnlich wie Medikamente in der Anamnese oder Verlaufsdokumentation auswählen und miterfassen, was die Erinnerung erleichtert. Wenn eine DiGA Teil der Behandlung ist, sollte sie im Verlauf mitgedacht und aktiv angesprochen werden. Eine kleine visuelle Erinnerung kann dabei helfen, zum Beispiel das klassische Post-it am Bildschirm oder dieser Kartenfächer, der sichtbar auf dem Tisch liegt. So wird das Digitale im Alltag greifbarer und Teil der ärztlichen Routine.

Die 77 Impulse basieren auf konkreten Situationen und Rückmeldungen aus der ambulanten Praxis und bieten alltagsnahe Formulierungen sowie praxisrelevante Hinweise für die ärztliche Einschätzung. Patient* innen kompetent und wirkungsvoll begleiten und dabei die eigenen Ressourcen im Blick zu behalten:

- Therapieerfolge steigern: DiGA unterstützen die Behandlung nachhaltig durch praxiserprobte und evidenzbasierte Inhalte.
- Therapieadhärenz verbessern: Eine optimierte Kommunikation zwischen Praxis und Patient sorgt für mehr Transparenz und Vertrauen.
- Patientenautonomie fördern: DiGA stärken die Selbstwirksamkeit der Patient*innen und entlasten dadurch gleichzeitig die Behandelnden.

ISBN 978-3-456-86418-1